Rogelio Cenalmor Ramos

Cartas de um pai
Amor e sofrimento no cuidado de uma filha com Síndrome de Down

2ª edição

Tradução e adaptação
Gabriel Perissé

QUADRANTE
São Paulo
2025

Título original
Cartas que tú no leerás

Copyright © 1995 Ediciones Palabra, Madri

Capa
Karine Santos

Dados Internacionais de Catalogação na Publicação (CIP)

Ramos, Rogelio Cenalmor
 Cartas de um pai / Rogelio Cenalmor Ramos — 2ª ed. — São Paulo: Quadrante, 2025.

 ISBN: 978-85-7465-799-8

 1. Literatura epistolar 2. Biografias de pessoas com deficiência ou que cuidam de pessoas com deficiência 3. Síndrome de Down I. Título

CDD-808.8 / 921.8

Índice para catálogo sistemático:
1. Literatura epistolar
2. Biografias de pessoas com deficiência ou cuidadores de pessoas com deficiência

---

Todos os direitos reservados a
QUADRANTE EDITORA
Rua Bernardo da Veiga, 47 - Tel.: 3873-2270
CEP 01252-020 - São Paulo - SP
www.quadrante.com.br / atendimento@quadrante.com.br

SUMÁRIO

PREFÁCIO 5

CARTAS DE UM PAI 13

AS SUAS MÃOS NÃO CHEGARÃO VAZIAS 19

QUANDO AS ESTRELAS CHORAM 27

O QUARTO VOTO 33

AFINAL, COMO AS OUTRAS CRIANÇAS 39

O RASTRO DOS DIAS 45

O TESTAMENTO SACRAMENTAL 51

DOCE EPISÓDIO 57

A CONCHA QUEBRADA 63

O LACRE DA DOR 67

O COLECIONADOR	71
OS DOIS RUBIS	77
ANTI-JUDAS	83
A HORA DERRADEIRA	89

PREFÁCIO

Este não é um livro sobre filhos excepcionais, nem se destina em primeiro lugar aos pais que têm um filho nessas condições. Na verdade, talvez pudéssemos dizer que estas páginas foram escritas para nós que temos filhos sadios e, por isso mesmo, às vezes nos esquecemos com mais facilidade da importância que têm o cuidado e a proteção dos mais fracos para o nosso pleno aperfeiçoamento como pessoas. Estas cartas, dirigidas por um pai à sua filha portadora da Síndrome de Down* transmitem-nos em

---

* A Síndrome de Down caracteriza-se por diversos distúrbios orgânicos e mentais que se podem manifestar com maior ou menor gravidade. Do ponto de vista genético, corresponde a uma alteração cromossômica: ao invés de ter um par de cromossomos 21, a pessoa que sofre dessa síndrome *sua emocionante intimidade toda uma «aula» sobre os valores centrais dessa estrutura básica que sustenta e protege toda a dignidade humana:* a família.

No dizer de Pedro Juan Villadrich, «ser família não é outra coisa que realizar o nascer, viver e morrer segundo aquelas exigências de amor radical, incondicional e devido, derivadas da dignidade pessoal do ser humano».* A família é, portanto, uma verdadeira comunidade de amor, absolutamente essencial à manutenção da vida digna do ser humano; é o «ambiente» mais adequado à vida humana, esse* habitat *onde podemos ser nós mesmos, despidos de máscaras sociais. Ali,*

---

apresenta três. Esta importante descoberta deve-se ao Professor Jérôme Lejeune, um dos maiores expoentes da genética neste século [Cf. Aude Dugast, *Jérôme Lejeune: a liberdade do cientista*. São Paulo: Quadrante, 2024.]

* *La comunicación en família*, IX Congresso Internacional de la Familia, *Família/Felicidad*, Roma, 13-16.11.1987, pág. 229.

ninguém é superior nem subordinado, ninguém é professor nem aluno: cada qual é conhecido pelo que é na verdade, com as suas virtudes e os seus defeitos, amado e apoiado apenas por ser quem é, independentemente de ser quem é.

É precisamente como ambiente natural da pessoa humana que a família encontra a sua plena dimensão e importância, mesmo do ponto de vista da saúde. O conceito de Medicina da Família, no qual a realidade familiar é considerada como elemento indispensável tanto ao diagnóstico quanto ao tratamento das doenças, vem encontrando acolhida crescente nos meios médicos. Aliás, a própria definição de saúde adotada pela Organização das Nações Unidas — «o estado de bem-estar físico, mental e social da pessoa» — não pode prescindir do ambiente familiar se quiser ter qualquer significado.

Normalmente, a estrutura familiar exerce as suas funções agindo como centro de intimidade *e como* centro de abertura. *Como centro de abertura, a família* forma *a sociedade a partir de dentro, por meio das realidades e valores que lhe são próprios: a defesa da vida desde a concepção, a solidariedade e lealdade entre os membros, a amizade, a ajuda mútua, a educação, a proteção da intimidade... Essa ação da família como promotora do progresso da sociedade enriquece-se na experiência da dor, que torna os seus membros mais sensíveis ao sofrimento alheio, conferindo-lhes ao mesmo tempo mais maturidade e eficácia na sua atuação externa.*

Como centro de intimidade, a família encontra o seu verdadeiro e maior valor no apoio que dá aos membros mais dependentes: as crianças, os doentes e os idosos. É apenas nesse ambiente que a adversidade de um revés econômico, de uma doença, de uma perda material ou afetiva pode ser enquadrada na sua verdadeira dimensão construtiva, que não elimina o sofrimento humano, mas lhe dá sentido e faz com que um filho doente ou excepcional possa revelar-se um autêntico tesouro de alegria e amor, vínculo de união dos diversos membros da família com ele e entre si, e por isso fonte de segurança e de felicidade para todos.

Cada página deste opúsculo mostra que o convívio com o ser humano na sua fraqueza é a melhor oportunidade de se exercer o aprendizado da compreensão, *virtude-chave de toda a convivência humana. Mais do que a atitude necessariamente profissional e um tanto distante do médico, mais do que a simples tolerância — que tão facilmente cai na mais fria indiferença — dos que não têm nenhum vínculo com a pessoa que sofre, o que se exige dos familiares é o esforço de penetrar no mundo mental do sofredor, sofrer com o* seu *sofrimento, entristecer-se com as suas tristezas, alegrar-se com as suas alegrias. É só assim que se estabelece uma base comum a partir da qual se pode ensinar, corrigir, apoiar e, por fim, na medida do possível, ajudar a pessoa desvalida a superar as suas limitações.*

A função de centro de intimidade também torna a família o lugar por excelência da formação religiosa dos seus membros, especialmente dos mais jovens. Porque a compreensão que fundamenta a vida em família prepara a pessoa para o encontro com Deus, o Único que realmente «nos entende do começo ao fim»; porque o amor paterno e materno pautam a relação filial de cada pessoa com o seu Pai-Deus; porque o sacrifício e o auxílio mútuos ajudam a tomar consciência da realidade de que todos os cristãos constituímos o único Corpo de Cristo, a Igreja, a quem devemos servir com todas as nossas forças e de quem, por seu turno, tanto recebemos nas nossas necessidades espirituais e até materiais.

Mais uma vez, o sofrimento é uma peça essencial nesse relacionamento da pessoa com o seu Senhor. A dor — a nossa e a dos outros — mostra-nos com toda a força a nossa condição de criaturas limitadas, desapega-nos do que pode haver de excessivo no nosso amor a este mundo e lança-nos diretamente nos braços de Deus Pai porque nos configura à semelhança de Jesus Cristo crucificado. Abrindo os nossos olhos para a dimensão sobrenatural da vida humana, de toda a vida, por mais humilde que seja, o sofrimento revela-se a chave que dá acesso ao amor. É, portanto, elemento necessário para fazer de toda a família o que ela deve ser: uma comunidade de amor, de amor mútuo e de amor a Deus. Porque toda a «vitória», todo o «sucesso», numa família, só podem ser medidos em termos de amor.

Luiz Eugênio Garcez Leme
Doutor em Medicina pela
Universidade de São Paulo
Presidente da Sociedade Brasileira
de Medicina de Família

CARTAS DE UM PAI

Ser criador juntamente com Deus! Quanta grandeza para tão pouco agradecimento! Deveríamos levantar os olhos para o céu e dizer humildemente: «Obrigado, porque também em mim se cumpriu a tua palavra».

Olhando para o céu e em silêncio — que é outra forma de rezar —, agradeci ao Senhor no meu coração: nascera o meu primeiro filho, você, Susaninha, a menina que iria marcar para sempre a minha vida com uma cruz de compreensão, de ternura e de tolerância.

No interior do meu ser houve música de sininhos, de risos e de lágrimas. O nosso sangue e as nossas carícias eram você, um corpinho frágil, uns olhos claros e repuxados, e uma língua que assomava, curiosa, à vida. Detalhes que eu julgava muito graciosos, mas que têm uma avaliação médica alarmante.

Mamãe mantinha você ao seu lado, coladinha ao coração, transfundindo-lhe calor e amor. Sim, creio que foi um milagroso fenômeno de osmose: assim como dois líquidos separados por um corpo permutam as suas qualidades, desde aquele momento mamãe a encheu de doçura e de amor, fazendo com que vivessem em você num manancial inesgotável.

Médico, parteira e família: olhos sem imagens, olhares fugidios, pressas e correrias, como se movimentos e silêncio pudessem afugentar a aflição, enquanto na alma nos cantavam os sininhos da felicidade...

Você era uma notícia dramática. As pessoas conhecem essa realidade por esse jornal sem páginas..., por esse jornal que fala, mas nunca é escrito.

Nós soubemo-lo depois de alguns dias, através de palavras que cheiram a formol e a hospital, através de termos médicos que ressecam a alma: cromossomo 21, síndrome de Down, mongolismo... Que nomes tão feios e impróprios para você, menininha da nossa alma! Eram palavras que tínhamos de engolir e aprender, para fazer calar aquelas que desejavam tomar vida nos nossos lábios: encanto, luzeiro, céu, coração e alma.

Fiz então uma silenciosa promessa que hei de cumprir enquanto viver: poder fitar-me refletido nos seus olhos, sem sentir qualquer vergonha. Você compreende o alcance e o compromisso que significa poder olhar-me assim nos seus olhos? Ser sempre fiel e leal, sem falhas ou concessões, e pedir a Nosso Senhor que me ajude a saber respeitar os pobres, os fracos, os que não têm nem anseiam nada, os que carregam uma mochila vazia de sonhos e de realizações.

Tagore, o Poeta, escreveu um dia com toda a sua delicada ternura:

«Mãe, a tua filha é abobalhada. Como a pobrezinha é ingênua! Não sabe distinguir entre as luzes da rua e o brilho das estrelas!»

«Se brincamos de comer pedrinhas, pensa que são comida de verdade e quer engoli-las! Se coloco o meu livro à sua frente e lhe digo que tem de aprender o abecedário, rasga as folhas e depois berra de alegria, como se tivesse realizado uma grande proeza. Faço uma cara feia e digo-lhe que é muito má... E ela ri de novo, e pensa que estamos fazendo uma brincadeira muito divertida!»

Sim, você é assim, minha filha querida, mas também uns olhos claros e puros, umas gotas de orvalho no meu coração sedento, umas mãos pequenas e suaves, capazes de lavar a minha alma de pecados.

Para os outros, você talvez não seja nada: uma vida sem planos nem futuro, uma construção abandonada, uma dor e uma penitência que não passam. Mas para nós, seus pais, você é fonte e senda. Fonte de amor. Senda de projetos. E agora, com a passagem dos anos, apaziguada a tormenta do sofrimento e das lágrimas, quando os ventos e as águas já seguem serenamente o seu curso, você é também alegria e luz. E temos de mostrar a todo o mundo que não existe nada que seja pequeno ou insignificante; que no transe grande e misterioso, quando se fizer o inventário da vida, quando todos os relógios se quebrarem, quando já não existirem dias ou noites, quando você correr à presença do Senhor..., as suas mãos não chegarão vazias.

Nós poremos as palavras e a inteligência que você não possui e que são peças necessárias para armar a arquitetura dos sonhos. Mas os seus olhos de anjo sem pecado, os seus movimentos sem graça e sem sentido, as suas mãozinhas que acariciam suavemente, com amor — tudo isso foi você quem o trouxe e representou o motor da nossa obra.

Teresinha de Lisieux, impressionada com a doutrina do Corpo Místico de Cristo, esmagada, na sua santa humildade, pela sua falta de fortaleza e de qualidades, exclamou com alegria ao descobrir por fim o seu destino: «Eia, então serei aquela que ama! Serei o coração!»

Pois você é isso na minha vida, Susaninha: o coração, o berço dos meus sonhos e dos meus bons propósitos e obras.

Ama-a e beija-a uma e mil vezes,

Papai

AS SUAS MÃOS
NÃO CHEGARÃO VAZIAS

Aos meus 41 anos recém-estreados, fui nomeado prefeito da minha cidade e, em vista do meu cargo, chegaram-me pedidos e lágrimas de pais que se sentiam angustiados ao pensarem no hoje e no amanhã dos seus filhos excepcionais. Eram tantas as pessoas que clamavam por soluções e consolo que me parecia um verdadeiro pecado permanecer como um mero espectador da tragédia. Pensava, com o nosso escritor clássico, «que os cetros pedem mais suor que os arados, e suor rubro das veias». Mas, além disso, estava você, minha filha querida, para incentivar-me a intervir ativamente no drama palpitante, já que o dedo do destino me reservara papel de protagonista.

Alguns casos eram realmente impressionantes. A maior parte dos pais sabia estar à altura das circunstâncias. Más outros!... Para que contar tantas degradações e misérias, se a maioria delas era produto da ignorância?

Considero como algo urgente levar a cabo uma verdadeira revolução educacional. Muitos professores preocupam-se mais em instruir do que em educar, e esquecem totalmente que a sua grande missão é despertar e depurar sentimentos e delicadeza, ampliar os horizontes da nossa compreensão e o campo da tolerância mútua. Conheço muitos universitários que carecem da mais elementar educação, que se gabam dos seus conhecimentos estereotipados porque possuem um jargão profissional que lhes dá a aparência de pessoas cultas.

Mas a concepção universal da vida, o respeito sem discriminações pelos homens e pelas suas condutas, o saber adotar juízos e critérios próprios, o defender a santa e escarnecida verdade, o saber *estar* nas situações difíceis sem ofender nem incomodar, sem despertar dores e entrando em sintonia com as alegrias e os êxitos dos outros — para isso, para não ferir ninguém com dogmatismos grosseiros nem com sábias arrogâncias, para tudo isso é preciso ter uma delicadeza espiritual que não se ensina nem se aprende nas salas de aula das universidades, uma vez que estas parecem querer formar profissionais mais do que verdadeiros seres humanos.

E é por isso que não há nada de estranho em que a maioria dos pais não saiba estar à altura da dor, não saiba compreender a grandeza e o heroísmo que se escondem na luta com ou sem esperanças.

A vida colocara-me numa situação privilegiada para advogar por tantos desventurados, e propus-me urgir e insistir na necessidade de que o governo construísse em Ferrol (Galiza, Espanha) um centro para educar crianças deficientes mentais, em duplo regime de internato e externato. E verificou-se — mais uma vez o dedo de Deus — uma feliz coincidência. Visitou a cidade um Diretor-Geral do Ministério da Educação e Ciência, homem ativo, competente e bom, a quem me unia uma grande amizade. Entre as visitas que programamos, incluía-se uma ao Colégio Nossa Senhora de Chamorro, da Associação de Pais de Filhos Excepcionais, centro que naquela época era dirigido pela mamãe.

Depois de falarmos amplamente sobre a organização, o aproveitamento dos alunos, os trabalhos que realizavam e os seus problemas fundamentais, despedimo-nos de mamãe e notei que o Diretor-Geral saía plenamente satisfeito. E quando estávamos no jardim do Colégio, apareceu você, filha da minha alma, com o seu andar lento e suave. Vendo-me, acenderam-se os seus olhos, você abriu os braços e beijou-me. E ao pronunciar com dificuldade, mas com o enorme amor que você põe nas suas palavras: «Papai bonito, eu te amo muito!», abriram-se as portas do milagre. O Diretor-Geral, sempre tão loquaz e humano, emudeceu, tomado de emoção. Ele não sabia que eu tinha uma filha como você!

A presença de você tornou supérfluas todas as palavras, e poucos dias depois o alto funcionário telefonava-me de Madri comunicando-me que Ferrol fora o lugar escolhido para que o Ministério construísse ali o primeiro Centro Regional de Educação Especial.

As obras concluíram-se rapidamente. O Colégio, em termos de construção e material — com o único defeito de ser talvez grande demais —, é um dos melhores da Europa. Mamãe, por determinação ministerial, foi nomeada diretora do Centro.

A inauguração foi presidida pelo Chefe de Estado e sua esposa, e na presença deles pronunciei estas palavras:

«As crianças belas e as crianças feias vêm ao mundo da mesma forma. O mesmo, exatamente o mesmo acontece com os deficientes mentais: recebem com generosidade o sangue de suas mães e estas, com mãos que esbanjam amor, preparam docemente as roupas que cobrirão a carne frágil do ser que se aninha no seu ventre. E, um dia, Nosso Senhor faz delas mães infelizes. Sem conhecerem as razões, gravou-se nas suas almas o selo da dor e é-lhes dado um filho diferente das outras crianças: ou porque nunca anda, ou porque nunca fala, ou porque vive rindo, ou porque não sabe sorrir, ou porque nos seus olhos não bailam os alegres anjos que vemos no olhar das outras crianças.

«Uma extraordinária mulher, mãe de uma dessas criaturas, contava-me, faz algum tempo, os pormenores da audiência que Sua Santidade Pio XII lhe tinha concedido. Caiu de joelhos na presença do Pontífice e suplicou-lhe o que o desespero e a esperança aconselham em tais casos: um milagre, o milagre de que o seu filho fosse igual às outras crianças. Mas como foi sábia e consoladora a resposta do Santo

Padre: «Peça ao Senhor que o seu filho seja sempre feliz»! E é isto o que nós, pais, nos propomos e ansiamos: não somente educar os filhos deficientes na limitadíssima medida da sua capacidade intelectual, mas também criar um ambiente de preocupação social com relação aos seus problemas e, sobretudo, procurar que vivam felizes neste Colégio e em outros que venham a ser criados.

«Por isso, em nome destas crianças, que talvez se sintam felizes mas não o podem exprimir, destes pobres entre os mais pobres do mundo — como os chamou Paulo VI —, em nome dos que não têm nada a dar e não sabem pedir, permitam-me dizer-lhes que, para darmos cumprimento às exigências da justiça social e da caridade cristã, é urgente que se criem leis e instituições assistenciais capazes de solucionar a triste situação destas crianças desventuradas que, quando lhes faltarem os pais, ficarão indefesas e sozinhas, desvalidas na vida e tendo como ajuda somente a Providência divina».

E não posso deixar de pensar que tudo isto que se fez foi possível graças a você, filha da minha alma, e que por isso, na grande e solene hora em que você se apresentar diante do Senhor, as suas mãos não chegarão vazias.

Susaninha querida, receba todo o imenso amor do seu

Papai

QUANDO AS ESTRELAS CHORAM

Quanto mais se aproximava a hora do nascimento do nosso segundo filho, mais aumentavam o nosso temor e a nossa inquietação. Embora os médicos nos tranquilizassem, dizendo ser muito difícil que um casal tivesse dois filhos mongoloides, o medo vivia escondido e silencioso nos nossos corações.

Você estava sozinha, sem amiguinhas, amparada e protegida pelo nosso carinho. Os outros pais não queriam que você, com a sua presença, obscurecesse a felicidade dos seus filhos. Compreendo-os e não me atrevo a criticá-los. Como as outras crianças poderiam brincar com você, se você não sabe brincar? Como poderiam falar com você, se você não sabe falar? Como poderiam rir com você, se você não sabe rir? V., o seu irmão, foi o seu primeiro amigo e creio que essa circunstância, desde então, modelou o seu caráter, despertando-lhe precocemente o senso de responsabilidade. Com que alegria todos nós o recebemos!

Era vivo e alegre, como um amanhecer jubiloso; louro, como o trigo maduro; inteligente, como se Nosso Senhor quisesse compensar-nos nele de todos os dons que a você tinha negado; bonito e perfeito — de verdade, e não é coisa de pai «coruja» —, como aquele Ganimedes, pajem dos deuses*. Foi a nossa satisfação e o nosso orgulho, na medida em que justificava os naturais anelos ortogeradores do nosso sangue e o desejo de perfectibilidade da estirpe.

Vocês dois saíam à rua em carrinhos semelhantes, o que tornava o contraste mais notório, porque sempre quisemos que você

---

* Personagem da mitologia grega que, por sua extrema beleza, foi arrebatado pelos imortais para o Olimpo, onde lhes servia o néctar dos deuses (N. do T.).

estivesse presente na nossa vida: você era a nossa dor, mas não a nossa vergonha.

No entanto, eram inevitáveis os olhares das pessoas, e neles líamos o horror e uma piedade que nos feria. Não exigimos o consolo de ninguém; basta-nos ter você ao nosso lado, saber que você é a nossa cruz. Mas nossa, somente nossa, e não queremos reparti-la com os outros. Porque os outros certamente verão apenas os pregos, a madeira e a vítima do sacrifício, mas para eles está velado e oculto o consolo fatigado dos ombros, que suportam e resistem para que a dor não grite e a cruz não caia ao chão.

E as palavras? Quanto sofrimento causam algumas palavras, tão inocentes na aparência: «Pobre criança!», «Pobres pais!» Por favor, guardem as suas lágrimas. Preferimos o silêncio indiferente, sem nenhum tipo de acompanhamento. Eu amo você, Susaninha, e necessito de você ao meu lado, quero sentir bem perto de mim o calor da sua vida, escondida aos outros, para que não nos firam os suspiros e os olhares. Se você fosse invisível a essa curiosidade indelicada!...

Alejandro Casona, num dos seus dramas poéticos, deu uma acertadíssima definição do filisteu. «Um filisteu é tudo aquilo que não é beleza nem sensibilidade; um filisteu é aquele que tem no seu jardim um rouxinol e o mata para comê-lo; um filisteu é aquele que esconde um coração de boi sob uma pele de elefante; um filisteu... um filisteu é o senhor!»

Sim, é verdade, um filisteu não precisa falar para denunciar a sua presença. Basta-lhe um gesto, um sorriso, um olhar. E existem tantos filisteus nesta vida!...

Não me esquecerei de como o seu irmão a acariciava com os olhos e a seriedade e doçura com que lhe prodigalizava carinho. Acho que você foi a estrela que lhe traçou o caminho da vida, e já que ele não podia ser seu colega de brincadeiras, foi seu irmão na dor.

Um dos dias mais comoventes da minha existência, em que a minha alma se encheu de melancólica tristeza e tive que chorar, foi aquele em que o seu irmão foi pela primeira vez à escola. Tinha quatro anos, um menos que você, e com o uniforme de colégio e a pasta na mão parecia o soldadinho que se despede dos pais e se dirige para o campo de batalha. Tão cedo, ia enfrentar a vida: os empurrões, as rasteiras, as mentiras e as verdades com o seu tempero amargo e sujo.

E você seria uma dessas verdades a abrir uma chaga na alma do seu irmão. Porque as crianças, na sua linguagem objetiva e cruel, lhe falariam de você sem eufemismos, no primeiro cruzar de espadas deste duelo da vida, no exigente afã de demonstrarem superioridade.

«A sua irmã é retardada e você também é um retardado!» Não sei o que ele fez, e se realmente esse episódio aconteceu. Talvez tenha brigado com o outro garoto, ou, cheio de tristeza e dor, tenha coberto o rosto com as mãos para chorar, desconsolado. Ou talvez tenha ficado calado, numa dor sem gritos e sem palavras, e com os olhos perdidos no infinito. Mas, certa vez, ao voltar da escola, vi como ele se aproximava de você e a beijava, fechando os olhos lentamente, como se fizesse uma oferenda silenciosa ou recuperasse as forças para o exercício de um futuro ato de heroísmo.

E eu, pensando na dor do meu filho, nessa dor de que não se pode falar sem que os lábios e a língua estalem para dar passagem ao coração, levantei os meus olhos ao céu em busca de explicações, e senti no fundo da minha carne o frio da noite, e pareceu-me que as estrelas choravam. E lá no íntimo do meu ser, senti como se as correntes que prendiam a minha alegria se quebrassem e uma voz libertadora me dissesse: «Bem-aventurados os que experimentam a dor no seu coração porque, embora não encontrem consolo, serão purificados e redimidos pela sua dor». E com o amor imenso com que tantas vezes abracei você e seu irmão, abraça-a e beija uma e mil vezes mais, o seu

Papai

O QUARTO VOTO

Que pouco você pede à vida! Um cantinho arrumado e pacífico onde ninguém perturbe os seus hábitos sérios e sossegados, onde você possa, livremente, ser a mamãe dos seus bonecos, mãe terna sem sorriso e sem palavras, mas cheia de doçura e de um profundo amor. Tudo em você é simples, puro e limpo, como a água que brota da gruta escondida no bosque ou como o raio de luz que resvala pelas folhas da árvore frondosa e refulge ao tocar o chão, como uma vela de Deus.

Mas como esta carta é para você, minha filha querida, e deve registrar a impressão que a sua imagem produz na minha alma — a música que soa, ao ser tangida a harpa da minha vida —, necessariamente tenho de falar dos seus caprichos e intransigências; de quando você chora desconsoladamente e sem motivos explicáveis; das suas inocentes tiranias; de quando, sem dissimulação, você adota a atitude de quem se magoou com coisas não pensadas nem ditas. Esforçamo-nos então por obter o perdão pela ofensa não cometida, porque acredito que todos na família, em silenciosa intimidade, formularam um solene juramento: que você nunca chore por nossa culpa. E quando não conseguimos tranquilizá-la com as nossas carícias e mimos, fazemos gestos de infinita e teatral humildade, e suplicamos-lhe o perdão juntando as palmas das mãos e levantando os olhos ao céu. Esta é outra das muitas lições que aprendemos de você: que a única atitude realmente conciliadora capaz de mudar o mundo é pedir perdão, sempre pedir perdão, mesmo que estejamos livres de toda a culpa.

Julgo que alguns dos seus irmãos já sentiram a chamada de Deus e se propuseram renunciar a tudo para servi-Lo, e você não sabe como eu tremo de medo, porque talvez você seja uma dessas coisas que eles terão de deixar, já que, vivendo um compromisso de fé, não poderão estar ao seu lado. Eles sempre a terão presente nas suas orações, muitas vezes você será o cordeirinho incruento dos seus sacrifícios, mas eu, que não posso deixar de medir com o «metro dos homens», não me satisfaço nem me tranquilizo com essa situação. Eu quereria que, no dia em que a sua mãe e eu tivermos de deixar você, algum dos seus irmãos ocupasse o nosso lugar e lhe prodigalizasse toda a proteção e carinho, porque já disse alguém, e é verdade: «O modo mais belo de recordar os que se foram é ocupar o seu posto». Talvez os outros me considerem um egoísta, mas, se a amassem como eu a amo, brigariam entre si para permanecer ao seu lado, já que, sem você, as suas vidas ficariam vazias.

Nosso Senhor quis que, dos sete filhos, você fosse a única menina, e isto torna mais difícil encontrar esse lar tranquilo, seguro e feliz que gostaríamos de oferecer-lhe no amanhã inevitável em que você ficará sem nós. Se eu tivesse a varinha mágica das fadas, não transformaria a noz num palácio nem a montanha em ouro, nem pediria o impossível de que você fosse outra e diferente, mas sim algo mais fácil e simples: o poder de escolher as noivas dos meus filhos.

Além de vesti-las com todas as qualidades e adornos da esposa do Cântico dos Cânticos, o livro da mais profunda e séria filosofia amorosa — *Põe-me como um selo sobre o teu coração [...], porque o amor é forte como a morte* —, eu lhes daria as roupagens da perfeita mulher casada, nas quais se conjuga a fortaleza de ânimo — a capacidade de nunca abdicar do trabalho por causa do cansaço, de nunca conceder lágrimas à dor nem palavras ao silêncio — com o doce ímã da incitação à vida, cheia de sangue a transbordar com o refluir dos ventos e das ondas, e com o calor alegre do sol. Mas exigiria também que nelas se cumprisse a piedosa inspiração anelada sem reservas por São Luís Maria Grignon de Montfort: «o quarto voto», que está acima da obediência, da pobreza e da pureza, o voto de escravidão, da escravidão por amor.

Vivemos numa época em que se quer garantir tudo. Há seguro para as colheitas, a saúde, a integridade física, a vida... Mas o seguro que desejo não pode ser coberto por nenhuma apólice. Eu quereria para você, como beneficiária, um seguro de delicadas atenções, de respeito, de ternura, numa palavra, um seguro de amor. É um seguro impossível de ser contratado, e somente o dedo de Deus, na sua infinita bondade e misericórdia, pode assiná-lo. E por isso peço-Lhe que grave no coração de todos os que vierem a rodeá-la, e sobretudo no coração das noivas dos seus irmãos, o voto de escravidão, o mesmo que lhe ofereceu e cumprirá enquanto viver o seu

Papai

AFINAL, COMO AS OUTRAS CRIANÇAS

Uma carta dirigida a você para falar sobre o mundo dos limites ou do ensino «normalizado»... Que coisa tão imprópria e que solene aborrecimento! São assuntos sobre os quais não se pode escrever com a tinta dos arco-íris que os cataventos de papel traçam no ar, nem com caleidoscópios de fogo e de luz, nem com as asas dos pássaros encantados dos contos infantis, de penas violáceas e azuis. Suponho que foi Chesterton quem disse que todas as histórias que não podem ser narradas com lápis de cor não valem a pena ser ouvidas.

E é com lápis de cor que se pode contar a vida dessa outra menina, no começo com a cor da noite, e depois com a das estrelas. Poucos dias depois de ter nascido, perdeu dois dos seus principais talentos e ficou cega e surda, chamada a ser, para sempre, uma «alma aprisionada». Mas Nosso Senhor, além de lhe ter dado grandes torrentes de inteligência, que multiplicou, pôs ao seu lado no momento certo, quando tudo parecia impossível, uma professora amiga que lhe desatou os sentidos e que soube ser a «mão firme na desventura» daquela menina que queria chegar às nuvens brancas e malváceas, onde nascem os sonhos, para onde vão os balões de ar quando se libertam da mão que os traz cativos e onde perdura a indelével lembrança do primeiro amor.

Chamava-se Helen Keller. Mentiria se dissesse que, privada da audição e da vista, não tinha armas para se defender na vida, uma vez que possuía a melhor de todas, o mais poderoso talismã, a inteligência, fator que realmente define a fronteira da normalidade. Por isso ela foi capaz de mover-se no mesmo terreno das pessoas normais, tendo sido admitida e respeitada por elas.

Chegou até a vencê-las no campo da competência intelectual, coisa que está vedada aos destituídos de inteligência, aos que não falam coerentemente e não sabem sorrir, aos que ficaram ancorados nos anos da infância, aos eternos Peter Pan, aos que não distinguem os matizes, aos que não sabem diferenciar a seriedade da brincadeira, aos que sempre são objeto da chacota ou da compaixão dos outros, aos que são incapazes de refrear as crueldades e as troças das outras crianças.

Quando certos pais, depois de terem vencido as infinitas aflições escondidas no mais íntimo do coração, resolveram unir-se para levar os seus filhos aos colégios cheios de luz e calor — jogando pela janela a chave do quarto escuro onde as crianças haviam permanecido noites e mais noites, porque naquele cômodo o sol nunca penetrava —, os políticos deram início — sem fazerem experiências válidas e sérias — a um novo sistema educativo que foi designado com o nome de «ensino normalizado». Consiste em fazer que as crianças deficientes — não somente as Helen Keller, mas também os Peter Pan — sejam educadas nos mesmos colégios das crianças normais. Desse modo, afirmam, aquelas serão amadas e respeitadas por estas. Vivendo todas em contato, as deficientes, por mimetismo, poderão aprender das normais e, com a educação conjunta, toda a discriminação desaparecerá.

Diante dessa aspiração, é impossível não pensar que mais uma vez se torna verdadeira aquela frase dos norte-americanos: «Os que podem, fazem; e os que não podem, ensinam». Frase que um espanhol ampliou: «Os que podem ensinar, ensinam; os que não podem, ensinam pedagogia; e os que nem isso sabem, planejam a educação».

Mas os planejadores educacionais esquecem-se de que vivemos no mundo dos fatos, das limitações, dentro de círculos fechados por muros inexpugnáveis, que mãos ou armas nenhumas podem derrubar. A única solução é, depois de uma rápida corrida, saltá-los com o impulso das próprias pernas. E os nossos pobres filhos, sem o motor da inteligência, carentes de vontade, que só sabem andar lentamente e tropeçando nas mil arestas e pedras do caminho, como lerdas tartarugas, não conseguem caminhar ao ritmo das outras crianças, a menos que se queira que caiam ao chão e nunca mais se levantem. E voltarão, assim, a esconder-se nos quartos escuros e sórdidos, iluminados de vez em quando pela lua, com tristeza de prata, mas fechados ao ouro alegre do sol. Prefiro que você fique num quarto escuro, minha filha querida, a vê-la servir de alvo de chacotas para as outras crianças!

É um belo sonho dos pais ver os filhos deficientes ao lado das crianças normais, mas não existe na terra nada que o possa tornar realidade. Na França, em cada encruzilhada da história, surge um homem que conduz o país pelo caminho da salvação. E quando não houve um homem, foi uma mulher, Joana d'Arc, quem encarnou a missão redentora. E o último homem da França foi Charles de Gaulle, grande e vertical no seu corpo e na sua alma. O seu filho mais querido era uma menina mongoloide, que morava sempre com a mãe, em Colombey, onde o general se refugiava quando os deveres presidenciais lho permitiam. Quando completou vinte anos, a filha tão amada faleceu. No enterro estava somente a família, e, ao saírem do cemitério, o velho general e a esposa, de braço dado e com os dedos entrelaçados, engolindo as lágrimas e reprimindo os ais, o pai — nesse instante mais pai do que Presidente e General — disse à mãe: «Agora a nossa filha é como as outras crianças».

Filha querida, olhando-me nos seus olhos azuis, iguais aos das outras crianças, ama-a e beija-a com imenso amor o seu

Papai

O RASTRO DOS DIAS

Há dias vestidos de âmbar, em que o ânimo se reacende e a vida se ilumina e resplandece, como se um sopro alegre varresse os vapores dos pensamentos e das lembranças tristes, como se um limpador de para-brisas invisível lavasse com o pó das estrelas as luzes negras dos nossos olhos, convertendo-as em guizos de prata e luzes de ouro e de sol. Mas há outros dias… Sim, há dias em que o riso se congela, e temos a impressão de nos banharmos em gélidos raios de lua, e em que o frio, como um estilete de gelo, atravessa a nossa carne e penetra a medula da alma.

Que diferença tão grande entre o rastro da vida de uma criança normal e a de uma criança deficiente! Se fizéssemos um inventário de cada uma dessas vidas, se colecionássemos num álbum os principais acontecimentos de uma e outra, veríamos o contraste. Em ambas, com música de clarim e luz matutina, há uma coincidência — a Primeira Comunhão. Mas depois o barômetro dos sentimentos e das recordações vai marcando a diferença: conclusão do primário, início dos jogos e segredos com a turminha de amigos; sede de independência e desejos de voar para longe de casa em busca de horizontes; escolha da profissão que formará a espinha dorsal da existência; os obstáculos ou as provações na luta pela vida. O dia do casamento, a chegada dos filhos, as preocupações, alegrias, desgostos e aflições. Enfim, essa mochila maior ou menor que, passo a passo, todos nós vamos enchendo, e que um dia abriremos na presença de Deus.

Mas as lembranças que tenho de você, da vida da minha filha, são totalmente diferentes. Desconheço a hierarquia dos seus próprios valores, nem sei se você terá alguma recordação gravada na memória. Você se lembra da sua Primeira Comunhão, da sua roupa de neve e das suas mãozinhas distribuindo santinhos, lentamente? E do punhado dos últimos deles que você jogou para o céu, como se fossem pombas coloridas que empreendessem o seu primeiro voo e caíssem impotentes na tentativa de encontrar o caminho da luz?

Para mim, existem algumas datas inesquecíveis. Um dia... lembra-se de quando a mamãe foi fazer um curso em Madri e você a acompanhou? Durante o dia, ela deixava-a no colégio de uma amiga e, ao cair da noite, buscava-a para dormirem na casa do seu tio. E quando, passado um mês, viajei a Madri, fui buscá-la no colégio por volta do meio-dia. Apresentei-me como seu pai e, reconhecido por uma das professoras, trouxeram-me você. E abraçamo-nos fortemente, você afundando-se no meu peito e eu escondendo-a nos meus braços, e ouviam-se os seus risos e o meu silêncio — porque às vezes também se ouve o silêncio —, e entrefechei os olhos para conter o manancial das lágrimas, e para que os outros só vissem em mim um rosto sem alegria e sem dor, a máscara da indiferença que coloco para afugentar a compaixão das pessoas.

E depois, subindo a rua Vitrúvio, de mãos dadas, éramos o casal mais feliz de Madri, detendo-nos e entreolhando-nos profundamente com os mais largos sorrisos, vendo eu como os anjos se banhavam nos seus olhos azuis e, talvez, vendo você nos meus o brilho do amor vestido de crisólita. Rememoro esse dia e ainda sinto o calor da sua mão pequenina na minha, como se um rescaldo de paz e de felicidade me envolvesse o coração.

E houve outro dia, importante e solene, que guarda um acontecimento não vivido diretamente por mim, e que só conheço pelo relato da sua mãe. Estando com ela em Madri, você sentiu uma forte dor de dentes e foi levada ao dentista. Depois de vencer a sua teimosa negativa a deixar que lhe examinasse a boca, o médico concluiu que era necessário extrair uns dentes e obturar outros. Mas como você não conseguia compreender que tudo aquilo era para seu bem, e insistia em comprimir os lábios, o dentista viu que a única saída possível, já que não podia contar com a sua colaboração, era recorrer à anestesia geral.

E quando eu soube disso, descobri com dor outra consequência daquilo que torna você diferente das outras crianças: você estava mais solitária do que elas, sem recursos, pois não contava sequer com a ajuda do seu próprio discernimento. Nem mesmo podia santificar a dor, oferecendo-a a Deus, num ato de amor desprendido, pelos sofrimentos ou pela salvação de outras pessoas. E quando você fica de cama, sempre calada e sem se queixar, assomando entre os lençóis os seus olhos sem pecado, e uma das suas mãozinhas acaricia a minha testa, você parece um círio penitencial cor-de-nácar, criado por Deus para a minha redenção.

Outro desses dias em que tudo a aborrece e você tenta impor a lei do seu capricho, foi aquele em que, num momento de raiva descontrolada, você deu uma bofetada num dos seus irmãos. Julguei que devia corrigir a sua conduta e bati nas suas mãos, para lhe ensinar que não se devia fazer aquilo. E você reagiu como todas as crianças: chorando desconsoladamente, não sei se pela dor do castigo ou para defender o seu capricho. Mas, horas depois, buscando um esconderijo protetor num dos cantos da casa, você estava triste, profundamente triste, e beijava as suas mãos supliciadas. Aproximei-me de você pouco a pouco e, quando cheguei ao seu lado, você lançou as suas mãos ao meu pescoço e nos abraçamos docemente. Não sei o que você pensava, mas eu senti um consolo triste, suspirei em silêncio e não fui capaz de perdoar-me por ter sido o verdugo malvado da minha filha, da menina que inflama a ternura do meu ser. Se eu pudesse apagar esse dia da minha vida…! É o dos raios negros, desses raios feitos de azeviche e fel.

Foram todos eles dias com lembranças, com rastro, uns felizes e outros dolorosos e trágicos. Ama-a e beija-a imensamente o seu

Papai

O TESTAMENTO SACRAMENTAL

Sei que você nunca poderá ler nem compreender esta carta, mas os seus irmãos a substituirão, se interpretarem fielmente as minhas palavras e o legado que contêm. Escutem todos o que lhes vou contar.

Lá longe, perdida na tarde cinzenta e sem horizonte da minha Galiza, esconde-se uma das minhas tristes lembranças: o testamento de um colega de profissão, advogado, senhor de idade, solteiro e solitário. Encontrava-se internado numa casa de saúde e, pelo telefone, pediu-me que fosse testemunha da sua «última vontade», como dizia enfaticamente. Desfrutava de uma situação econômica modesta. Levara uma vida de franciscana austeridade, preparando ele mesmo as refeições e desempenhando pessoalmente as mil tarefas domésticas, com esse requinte cansado tão próprio dos solteiros, já que não há outros olhos para apreciarem os seus esforços. Ah, e cuidava amorosamente de umas pombas às quais consagrara o melhor cómodo da casa, «o quarto do espírito santo», como diziam os amigos. Era um homem humilde e bom, um infeliz, desses de quem é tão pródiga a nossa terra; tinha um ar quixotesco, os ossos revestidos somente de tendões e pele.

O tabelião chegou, e das mãos trémulas do testador — era como se o vento sacudisse uns sarmentos de cera —, recebeu o rascunho do testamento, escrito vários anos antes. O causídico, muito apegado aos ensinamentos do passado, tinha querido cunhar com uma nota de antiga nobreza os últimos passos da sua vida encarquilhada. E o testamento era a réplica daquele que certa vez fora outorgado por um velho prócer, o Duque da Conquista, Grande de Espanha.

Começou a ler com a solenidade dalmática dos testamentos sacramentais:

invocando a confiança no Deus Trino, no Pantocrátor que tudo vê, no Crucificado que tudo perdoa e no Espírito Santo que tudo ensina — eu, nesse momento, percebi um revoar de pombas e vi como nos olhos do amigo jacente brilhavam luzes de níveo amor —, ratificava a fé católica na qual nascera e fora criado, em cujas mãos maternais esperava morrer, e deixava os pormenores relativos ao sepultamento e ao modo de encomendar-lhe a alma à decisão das suas sobrinhas, exortando-as e pedindo-lhes que aplicassem orações e Missas pelo seu eterno descanso nos braços da Santa Igreja, a quem reconhecia como mãe, e confiando-se, finalmente, à misericórdia de Deus. E como prova da sua devoção e da firmeza da sua fé, imperecedoura como a acácia-negra e vital como o escarlate das veias, recitava a seguir o Credo, e, ao fundo, parecia ouvir-se uma música etérea e plena. E com a profissão de fé de Niceia, selando com o categórico «amém» a crença na vida futura, concluiu a leitura do testamento.

E o tabelião, que além de humor tinha o perfil de uma raposa velha, depois de parabenizar o testador pela beleza da peça literária, perguntou-lhe com disfarçada malícia: «E os bens? A quem o senhor os deixa?» Os descarnados dentes amarelos do meu amigo morderam os lábios descorados enquanto as pálpebras cobriam vagarosamente os olhos, como uma antecipação da morte. E com voz tênue e envergonhada, como um terço recitado entre hereges, entreabriu a boca: «É que já não tenho bens». Todos olhamos para o chão e a nossa garganta secou, como se em nós se tivesse extinguido um fogo interior.

Um testamento sem bens? Impossível. Nenhuma vontade perdura se não estiver assentada num patrimônio. Mas será possível prever o que será da sua riqueza, Susaninha, determinar que pessoas administrarão os seus haveres? E se não forem pessoas honradas e exercerem a tutela desonestamente? Então, por muitos bens que eu lhe deixe, a «vontade que pervive» será mais frágil do que a teia de aranha açoitada pela tempestade. Você poderá tornar-se a eterna e triste prisioneira do seu silêncio forçado, dessas barras de ferro invisíveis que mão nenhuma pode quebrar.

Por isso, o melhor legado que lhe posso fazer é pedir a Deus que, na sua caridade infinita, faça que as pessoas que conviverem com você sintam o que queria o poeta: «Se um dia eu cometer um pequeno mal, dá-me, Senhor, um grande arrependimento».

Veja, as flores do campo, as giestas e as papoulas não foram feitas para dar perfume, mas para serem contempladas e beijadas. E como você é a flor amarela — o pensamento triste — e a flor vermelha — a lágrima que nasce no mais íntimo — da minha vida, beija-a hoje e sempre, como se você fosse uma braçada de flores, o seu

Papai

DOCE EPISÓDIO

Vocês conseguem imaginar uma grande bola de borracha, de mil cores — as do céu, as do horizonte longínquo, do ouro do sol, da papoula ruborizada num campo de trigo... — que cai das nossas mãos e salta jubilosa, cumprindo a sua função natural? Pois assim é a minha filha Susaninha quando se sente alegre e travessa, pulando de quarto em quarto, como se fosse uma boneca grande cuja missão consistisse em proclamar a alegria e a absoluta conformidade com a vida que Nosso Senhor lhe indicou.

E salta, salta e ri com a sua boca, com os seus olhos e com as suas mãos. As mãos da minha filha Susana... Creio que um dos pensamentos mais bonitos, e mais verdadeiros, é que as crianças têm a suprema beleza de conservar na sua carne o perfume das mãos de Deus. As mãos de Susaninha são pequeninas e fofas, brancas e suaves, e, quando ela está contente, mexem-se no ar traçando uma rubrica rosa, o júbilo que os seus lábios não sabem dizer.

Não sei por quê, quando a vejo interpretar a sua dança inacabável — bale desatinado — com as suas mãos pequeninas e as suas pernas curtas e grossas — pensadas por um artista que nascesse no umbral dos tempos —, lembro-me de Platero, o burrinho «pequeno... e macio; tão macio por fora, que parece não ter ossos e ser todo ele feito de algodão. Só os espelhos de azeviche dos seus olhos!... Chamo-o docemente, e ele vem até mim, com um trotezinho alegre, que é como se risse, num chocalhar de guizos inefável e ideal...»*

Platero, Susana e o doce episódio.

---

* Personagem de *Platero y yo*, do escritor espanhol e prêmio Nobel Juan Ramón Jiménez (N. do T.).

Há na minha terra uma igreja aonde a minha mulher e eu com a Susaninha vamos com frequência assistir à Missa, apesar de ser longe da nossa casa.

E antes de sairmos do templo, costumamos aproximar-nos de uma capelazinha escondida, onde se encontram uma imagem, um pequeno atril e um montezinho de luzes. Vocês já devem ter adivinhado: introduzem-se umas moedas e imediatamente os círios se acendem, o que, para a Susaninha, constitui uma verdadeira festa. A imagem, atrás do atril, representa a entrada triunfal de Jesus em Jerusalém: Jesus montado num burrinho, com uma palma na mão. Minha mulher, devota e piedosa, beija, como quase todos os fiéis, o pé descalço de Cristo — eu não, porque infelizmente a minha fé é mais cerebral —, e saímos do templo. E um dia a Susaninha, que procura imitar a mãe, deixou-nos alvoroçadamente surpreendidos: aproximou-se da imagem e beijou a pata do burrinho; depois, cheia de seriedade, limpou com um lenço as marcas que os seus lábios tinham deixado.

Mas agora, vários dias depois do feliz acontecimento, refletindo sobre o episódio, penso que a minha filha não se enganou, porque muito possivelmente, ao contrário dos outros personagens daquela cena, o burrinho já devia estar consciente de que sobre ele pesava a Cruz do Mundo, e Susana premiava-o pela sua tarefa silenciosa. Talvez a Susaninha intuísse que o importante na vida é caminhar, dar sempre mais um passo — nunca o último passo — para alcançar a meta inacessível.

Assim como os olhos de Platero «são duros, de azeviche, como dois escaravelhos de cristal negro», e os da Susaninha ternos e com a apagada beleza da crisólita, os olhos do asno que um dia levou o Senhor estavam entreabertos, filtrando a luz como num presságio da dor que logo faria o mundo enrubescer com a extrema crueldade e a infindável vergonha. E penso que só Jesus viu as lágrimas do burrinho, que nesse dia chorou, profunda e silentemente, em lugar dos homens.

Abraça-a com o carinho de sempre, o seu

Papai

A CONCHA QUEBRADA

Que tristeza me deu a concha nacarada e frágil que estava na estante do meu escritório, ao lado da escultura de um Cristo sem Cruz, ocupando o lugar do bom ladrão — aquele que, pela caridade das suas palavras, conseguiu roubar o Paraíso —, quebrada e sem vida! Alguém a deixara cair e a recolocara na mesma posição, mutilada e estropiada. Agora, por muito que a aproxime do ouvido, já não ouço o marulhar das ondas que se quebram contra as pedras, e que às vezes me faziam correr para não molhar os pés. Mas penso que ainda conserva um pouco da fragrância das algas, embora tenha entrado para sempre no mundo do silêncio, das coisas que ficaram sem alma. Nunca mais voltará a ser a minha concha, aquela que às vezes tremia como se fosse embalada pelo navegar de velhos galeões que traziam ares de outras terras cheirando a noz-moscada e a canela. Agora é simplesmente uma coisa sem vida, inerte, que perdeu para sempre as recordações dos mares azuis onde certamente nasceu.

Será verdade que uma sala com a lareira apagada parece mais fria e inóspita do que outra sem lareira? Uma casa vazia deteriora-se mais rapidamente do que outra em que mora uma família numerosa; o músculo que não se exercita não cresce nem se fortalece, e corre o risco de atrofiar-se; o cérebro não utilizado morre mais cedo do que aquele que é arado pelas ideias e recordações. A mesma, a mesmíssima coisa acontece com os sentimentos e com o amor.

«Onde não há amor, põe amor e acharás amor», sentenciou com toda a justeza e acerto São João da Cruz. Vocês sabem o que são umas mãos que acariciam ternamente, uns olhos dispostos a captar as nossas preocupações e alegrias, um coração que se adapta ao ritmo do nosso coração? Sabem do amor incondicional, todo e para sempre, que não espera compensações, que nos ama mesmo sem esperar a mais simples dádiva? Pois tudo isso é a minha filha Susaninha, a menina eterna e alegre, que vive atenta à minha vida e aos meus gestos, e que me acaricia e sorri quando estou triste. E se a olho profundamente nos olhos, noto que estou na presença de uma alma pura que me oferece uma vida limpa de dissimulações e mentiras.

A concha nacarada que retinha o som escondido de mares distantes, de voz tão profunda como um *spiritual*, a minha pobre concha quebrada emudeceu para sempre, como se todas as ondas e barcos do mundo houvessem dormido o sono da eternidade. Mas algumas vezes a minha filha coloca-a ao ouvido e os seus olhos bailam risonhos, e penso que isso acontece porque talvez ela esteja ouvindo na concha quebrada a voz magnífica e serena de Deus.

Receba todo o amor do seu

Papai

O LACRE DA DOR

Todos os delitos, e entre eles o roubo e o furto, como também a apropriação indébita, são desculpáveis quando a pessoa que os comete se encontra em estado de necessidade. Mas os homens, ao edificarem as suas leis, tão pormenorizadas, exigem uma casuística muito complexa para que se possa eximir alguém da pena, e um dos requisitos imprescindíveis — «que o estado de necessidade não tenha sido provocado intencionalmente pelo sujeito» — não se dá no meu caso, uma vez que escrevo estas cartas voluntariamente, por desejo próprio, intencional e conscientemente, e a «louca da casa», a minha imaginação — como dizia Santa Teresa de Ávila —, bem poderia ter procurado outro argumento, sem precisar roubá-lo a uma amiga da minha mulher que teve um belo sonho.

Sonhou essa amiga que existe uma ilha no céu — uma estrela entre as estrelas — com um castelo feito de pedaços de lua e de sol, de prata e de ouro, onde se encontram as almas recém-criadas à espera de serem atribuídas a corpos feitos pelos pais, geralmente em transe de amor. E um anjo, por disposição de Deus, é o encarregado de levar cada uma dessas almas e depositá-la no corpo, e, a partir daí, ser o seu protetor na terra, até que a pessoa, com as suas culpas e as suas boas obras, se apresente diante de quem guarda o Livro da Vida e que lhe mostrará o lugar que deve ocupar eternamente.

Umas almas encarnam em corpos belíssimos; outras em cabeças privilegiadas; outras em corpos defeituosos que têm de viver com problemas mais ou menos visíveis, e algumas até se alojam em seres com cérebros malformados que limitam, como montanhas intransponíveis, os seus meios de expressão. Mas estas últimas são tão perfeitas como as outras almas, e o seu Anjo da Guarda recebeu uma missão mais importante que a dos anjos restantes: não só deve tutelá-las constantemente, mas também proceder inicialmente a uma seleção dos pais que hão de ser, dia após dia, seus colaboradores para ajudar esse filho a realizar ações prejudicadas pela sua incapacidade. — «Lave as mãos, minha querida!» — «Ai, esta menina que não quer assoar o nariz!» — «Não chore, meu amor, porque, quando você chora, todos nós choramos também!» — «Você não sabe, meu coração, que é a menininha eterna, a melhor e a mais amada do mundo?»

Como é difícil a missão desse anjo!: escolher uns pais que sejam capazes de cantar quando lhes caem as lágrimas; que saibam agradecer a Deus pelas desventuras dos seus filhos; que possuam a necessária fortaleza para narrarem histórias sem palavras, comunicáveis somente através do olhar que serve de leito ao amor.

Há frases de que nos lembramos, mesmo quando já esquecemos quem é o seu autor, e uma delas está incrustada no meu coração: «Não saberemos o que é o amor enquanto não tivermos sofrido juntos». Está vendo, minha Susaninha querida? Vivemos em comunidade de amor: mamãe, você, eu — os seus irmãos, que também a amam, moram em novas paisagens, procuradas por livre escolha — e esse Anjo da Guarda que um dia pensou em nós três para nos atar com um nó que nada nem ninguém pode desfazer, já que está lacrado com o selo da bendita dor que tudo purifica e enobrece. Que inexprimível encanto — indefinível — têm aqueles que sofrem! Beija-a uma e mil vezes, o seu

Papai

O COLECIONADOR

É admirável a meticulosidade e paciência de alguns colecionadores — não os de dinheiro nem os que amontoam propriedades e mais propriedades —, mas sim a daqueles que guardam e classificam pequenas coisas, de pouco valor no mercado, mas às vezes cheias de beleza e emoção: soldadinhos de chumbo, postais com catedrais do mundo, pétalas de flores murchas, herbários de diferentes plantas. Um dos meus filhos coleciona provérbios, e, quanto a mim, faz tempo que iniciei uma coleção que não requer paredes, caixas ou álbuns, porque cabe na lembrança e no alegre baú da fantasia.

Certa vez, a meio da tarde de um dia de julho, vi que, de um matagal de pensamentos de mil cores, um deles se desprendia e voava, voava e não caía. Tinha mais cores que o resto das flores, e imediatamente compreendi. Era uma borboleta que cintilava como o fogo, com asas de fundo branco pintadas de azul-escuro, escarlate, verde e laranja. Gravei-a para sempre na minha retina e agora ela faz parte da minha coleção de coisas belas e irrepetíveis.

Em outra ocasião, recostado à sombra de um álamo que se erguia ao lado de um rio de tranquilas águas, vi uma libélula de asas furta-cor que pousava e andava sobre as águas, fazendo-me rememorar um dos milagres mais maravilhosos de Jesus; e ainda conservo na lembrança o rastro que o seu voo deixou no ar, como um estilete de luz. E o tênue calor da mão da minha noiva nas minhas, e os seus cabelos dourados flutuando ao vento e acariciando o meu olhar nas minhas horas tristes... são tudo recordações que só se extinguirão quando eu morrer, e talvez mesmo então sobrevivam.

Para o nosso próprio bem, é conveniente colecionarmos gestos formosos. Como o da mãe que segura nos braços o filho doente que se extingue e começa a enveredar pelo caminho sem volta — alguns, pobres almas infelizes!, pensam que podem dissolver-se no nada —; ou o do pai que se desfaz de todos os bens para libertar o filho escravizado pela substância maldita, embora saiba que jamais se produzirá a redenção; ou o do marido que, todos os meses, se desprende de uma parte importante do seu salário para que a amiga pobre da família, vencida pelos anos e pela solidão, possa permanecer numa casa alugada, com o que esse homem atinge a elevada honra intuída por Antônio Machado: a de «ser pastor das ondas e capitão de estrelas».

E também sou colecionador de belos sonhos: que os homens em grupo tenham o mesmo comportamento ético de quando atuam individualmente; que chegue o dia em que vivamos dentro de um mútuo respeito; que num futuro próximo haja trabalho para todos, a ponto de podermos trocar uma ocupação que não nos agrada por outra que nos atraia mais; que chegue uma época em que os salários mínimos sejam dignos e até permitam satisfazer um ou outro capricho banal. Enfim, que vivamos de verdade num mundo novo, presidido pelo amor e pela tolerância, e em que a espiritualidade tenha a primazia.

Mas, de todas as coleções que conheço, a que mais esforços exigiu compõe-se apenas de três trabalhos imperfeitos, e ainda por cima um deles inacabado. Devem-se às mãos da minha filha Susana: uma toalha de mesa rosa, para colocar na mesinha em que tomo o café da manhã; um tapetinho feito com nós de lã que fica ao lado da minha cama; e um cachecol cinza que talvez algum dia eu use, quando as inexperientes mãos da minha filha conseguirem terminá-lo. São trabalhos simples, fáceis, mas que, para ela, trazem complexidades intransponíveis, e em mim são correntes inquebráveis que me unem a ela com o mais profundo e terno amor.

Com o maior carinho, abraça-a o seu

Papai

OS DOIS RUBIS

A minha filha, embora mereça uma alta qualificação no código do amor e da paciência, às vezes reclama e se enfurece, não pelo egoísmo de ansiar por bens ou serviços, mas quando alguém investe contra a organização das suas coisas. Se uma das sobrinhas entra no seu quarto e inventa de brincar com os seus bonecos, Susana fica nervosa e inquieta-se, convertendo-se em ciumenta sentinela do seu pequeno enxoval.

Necessita de poucas coisas para ser feliz e construir a sua vida: um punhado de grampos para prender o cabelo; uns lencinhos de papel e outros dois ou três de tênue cambraia cor-de-rosa com que a presenteei porque, ao vê-los, pensei que combinariam com as suas faces suaves de pêssego aveludado. E os mais valiosos dos seus pertences: as bonecas que, ao longo da sua eterna vida de menina, foi guardando e conserva em perfeito estado. Possui também dois ou três vestidos feitos pela sua mãe e por uma costureira, já que as confecções que se compram nas lojas não se ajustam ao seu corpo — ela é baixa e gordinha. E tem ainda dois casacos: o verde-escuro e o azul-marinho, de festa, nos quais coloca como único enfeite, cravado no peito, uma borboleta esmaltada da cor do açafrão, com manchas brancas e azuis.

Embora tenha uma ideia clara do que realmente é seu, do que lhe pertence exclusivamente, a Susaninha não está apegada às coisas e é capaz de desprender-se de tudo, sempre que lho peçam com carinho e olhando-a nos olhos. Mas de modo algum consente que lhe alterem a ordem das roupas, que lhe revirem o quarto ou deixem isto ou aquilo fora do lugar. A sua boneca de tranças douradas, com pijama azul, tem de estar em cima da sua cama, talvez para que, à noite, a sua cabecinha de ouro abra passagem aos sonhos da minha filha e lhe permita movimentar-se em paisagens de jasmins e estrelas; no bercinho prateado, à beira da sua cama, dormindo para jamais despertar, outra boneca, loura, coberta por lençóis azuis. E nas estantes de uma cômoda-escrivaninha branca, um tunante com violão e capa ao vento, um cachorrinho de pelúcia e um pierrô de trapos com botões púrpura.

Quando se mexe com a ordem do seu pequeno mundo, a Susaninha suscetibiliza-se, fecha a cara e fica nervosa. Não está preocupada em defender os seus pertences — a que teria legítimo direito, digo eu, como seu advogado e pai —, mas em velar pela ordem que a sua vida tranquila e pacífica requer. Não se importa de prescindir das suas coisas, até mesmo daquelas que lhe são mais caras; mas não transige com a bagunça. Estou certo de que pensa que cada coisa tem o seu lugar, de forma que mudá-lo constitui uma grave falta.

Sei que a minha filha tem as suas manias e também, graças a Deus, os seus defeitos, e situo-me entre aqueles que pensam que o amor está garantido quando uma pessoa é amada mais pelos seus defeitos do que pelas suas perfeições.

Quando a Susaninha volta da rua, a primeira coisa que faz é tirar o casaco e os sapatos, que ela, com cuidado meticuloso, limpa e escova, até nas solas, deixando-os imaculados como se fossem instrumentos cirúrgicos. E o casaco? Certo dia, sem quaisquer conselhos ou indicações, resolveu fazer uma coisa que nos surpreendeu a todos nós: pendurou-o num cabide, levou-o ao banheiro e, com o secador de cabelo, pôs-se a secá-lo pacientemente; depois, muito séria, guardou-o no armário branco do seu quarto.

Mas a minha filha é uma menina desprendida e generosa, sem freio nem medida. Aplica-se a ela a exótica história do brâmane hindu, o mais sábio entre os sábios, a quem por isso o rei presenteou com dois rubis, grandes como ovos de cotovia, na certeza de que ele os utilizaria para o bem.

O sábio sentou-se à sombra de um salgueiro, na margem de um rio de águas velozes e profundas, e entregou-se à leitura de um belo livro em que, entre outras coisas, se lia: «O homem não pode viver só pela lógica; precisa também de poesia», e: «Breve é o prazer, como uma gota de orvalho, e, enquanto ri, morre. O sofrimento, ao contrário, é longo e permanece... Que o amor triste desperte nos teus olhos!» E quis ver como era o brilho das ondas do rio quando as águas se agitavam. Como não tinha uma pedra à mão, lançou um dos rubis — o que valia mais do que todos os vales —, que se afundou no rio deixando por instantes um rastro de sangue. E quando um dos seus discípulos — o predileto — quis recuperar a joia e se aproximou do mestre para perguntar onde a tinha jogado, este disse-lhe: «Ali!» E com toda a força lançou o outro rubi —

o que valia mais do que todas as montanhas — ao ponto mais distante e profundo do rio. Todo um gesto de desdém pela futilidade da riqueza e prova irrecusável de que o brâmane sabia utilizar bem as coisas.

A minha filha agiria do mesmo modo com todos e cada um dos seus bens, se alguém lhos pedisse. Como ao eremita, basta-lhe uma almofada, uma manta, um saial, umas sapatilhas e uma mão quente que aperte a sua com amor.

E eu, como o pai tão magistralmente descrito por Balzac, para ser feliz, só preciso dar sempre; dar sempre é ser pai.

Com todo o carinho beija-a, o seu

Papai

ANTI-JUDAS

Hoje, Quarta-feira Santa, é o dia da deserção do Apóstolo mau (o de n. 13, como esta carta), que por umas moedas traiu o Senhor, embora soubesse que assim abandonava o caminho do Paraíso. Imagino Judas, carrancudo e pálido, deixando no chão, ao levantar-se para retomar o caminho, a marca negra de um suor viscoso que mordia as pedras e deixava um rastro de asco e horror. Nas luminosas terras de Jerusalém, da Galileia, da Samaria, há lugares que não voltaram a receber a luz e que até hoje vivem enlameados pela sombra e pelo suor deixados por Judas. O castigo de Judas — à parte o julgamento divino, cujo conhecimento nos está vedado —, desde o instante em que calcou a Verdade e cometeu a sua felonia, foi ter perdido para sempre a Beleza; e nas suas mãos as flores murchavam.

O lugar de que a minha filha mais gosta é um cantinho sossegado e tranquilo, um arco-íris de paz. Nele, a Susaninha mexe-se e saltita abrindo os braços ao compasso de uma música que só ela escuta. Estou certo de que, se eu fosse a uma casa desconhecida e recôndita — imagino-a um velho palácio onde o sol se filtra pelos vidros e se esfuma —, e a visitasse inesperadamente, entrando na sala onde se desenvolve a vida em família, encontraria, à luz de uma janela, uma mesinha vestida de veludo dourado, rodeada de floridos canapés, nos quais laboriosas mulheres teceriam os seus sonhos, embalando-se em doce preguiça. Que lugar habitualmente ocuparia a minha filha nesse quadro? Estou certo de que poderia indicá-lo valendo-me da bússola dos meus sentimentos: seria um lugar que não só refletiria a maior quantidade de luz e onde o ar se acalmaria e pararia, mas também que atrairia os meus olhos e seria procurado pelas minhas mãos, à espera do abraço suave a multiplicar o pulsar do meu coração.

Ora, é nessa cátedra quieta e tranquila que a minha filha pronuncia os seus silenciosos discursos, enfeitando-os com o seu sorriso e com o apagado brilho do seu olhar. E quanta profundidade e alegria devem ter as suas palavras! Acho que o discurso mais profundo e transcendental pronunciado ao longo da História — desses que ensinam a verdadeira e única revolução redentora, a de cada homem, individualmente, e não a da humanidade — foi o de Jesus no Sermão da Montanha e, ainda superior a este, o que pronunciou do alto da Cruz, o das Sete Palavras. Penso que é preciso soletrar para que as pessoas valorizem e compreendam esse discurso: *sete palavras*, somente sete palavras…, mas ditas de uma Cruz.

Pois bem, os discursos que da mesinha de centro a minha filha Susana faz, e que ainda não encontraram intérpretes dignos de confiança que os traduzam e comentem — perdoa-me, Senhor, porque talvez alguém possa supor que digo uma blasfêmia ao comparar as tuas sábias palavras com as palavras trôpegas da minha filha! —, creio que o tema desses discursos é descrever as paisagens do Céu onde desde sempre a minha filha acampa, e cujo fundo argumentativo é a humilde simplicidade. Li certo dia as seguintes palavras, não sei em que fonte, e desde então elas permanecem no sótão das minhas recordações: «O segredo da santidade é ver a Deus em todas as coisas». No cardo, que à beira do caminho se estende e desafia o sol; na papoula, que banha em sangue o mar de trigo; na montanha, que se endurece e afila na sua luta contra o vento, e... em você também, filha da minha alma.

Quando os homens decidem encarnar o amor, pensam em anjos louros de olhos verdes ou azuis; ou em donzéis morenos, que mantêm as suas almas em tensão e, ganhando ou perdendo, o fazem com o mesmo sereno sorriso.

Mas você, Susaninha querida, foi pensada por Deus, que quis dar-me uma cruz e um grande amor.

Beija-a com o carinho de sempre o seu

Papai

A HORA DERRADEIRA

Quanto deleite produz sonhar de vez em quando com um mundo novo! Às vezes, pensando em como deve ser: com frio, chuva e vento, no inverno; no verão, com luz e sol, e os sentidos despertos, incendiando o sangue; no outono, com as folhas que murcham e caem, como se as árvores dobrassem os joelhos sob o seu peso depois dos excessos do estio; e na primavera, com a vida que abre caminho quebrando tudo e rompendo a casca adormecida pelo inverno e coberta de neve, a vida que se espreguiça e desabrocha os seus botões de estrelas: um de rubi, aquele de esmeralda, este de nácar...

E também se pode sonhar o mundo como deveria ser: com rotas infinitas no céu, enlousadas com diamantes de luz, que conduzem à morada onde habitam definitivamente os semeadores de alegria, de justiça — aquela que não julga e perdoa sempre — e de paz. E há outro mundo que não se sonha, e que é como é: com armadilhas, empurrões e cruzes, mas também com amor e perdão, e que é o único meio que temos ao nosso alcance para construir e sonhar os outros mundos.

Um dia, sonhei que havia chegado a minha hora derradeira, e, aturdido, não conseguia raciocinar. A minha pobre inteligência, sem experiência possível, estava preparada para escapar aos escolhos da vida, mas não fora instruída para esse momento. Hoje em dia, com o triunfo da máquina e do cálculo, com o orgulho de termos submetido a nosso serviço a ciência e a técnica, há homens programados para viajar em naves até às estrelas, ou aos buracos do espaço, mais negros do que a noite porque jamais viram a luz; em alguns romances e filmes, conta-se até que existem homens programados — que horror! — para matar. Mas, para realizar a última viagem, a que não tem regresso e não se pode desandar, parece que os dogmas religiosos secaram e morreram, e pretende-se quebrar a grande luminária da fé rendendo preito de vassalagem a práxis, como se o fim do homem fosse a felicidade terrena e não a promessa da eternidade, de uma manhã venturosa, sem fronteiras.

E naquela hora última, em que tantos homens parecem procurar um final sem sonhos nem recordações, percebi na minha mão outra mão, cálida, aveludada, suave, que me guiava docemente por uma senda reta e ascensional para uma luz nunca dantes vista nem pensada. E lembrei-me de que houve um homem da mais alta linhagem — um poeta — que, além do nosso, conheceu outros mundos: um sem estrelas, onde os que entram «perdem toda a esperança»; outro repleto de astros luminosos, onde a vida é apenas uma espera; e um terceiro, intuído pelos poetas — consciências que Deus envia aos que não têm sonhos nem coração —, dos quais um deles, Dante, guiado por Beatriz, exclamou ao vê-lo:

«Assim suspensa, a minha mente estava fixa, imóvel e alheada na sua contemplação, e mais ansiosa de ver quanto mais olhava. Pois é tal o efeito dessa Luz, que não é possível afastar os olhos da sua claridade em busca de qualquer outro objeto».

E levado pela mão da minha filha, da Susaninha da minha alma, por uma das infinitas rotas atapetadas com as estrelas do céu, que conduzem à verdadeira luz, penetrei nela, desorientado e feliz. Mas a minha filha, sim, sabia aonde ia. Com a mesma humildade de sempre — ela, sim, tinha-se programado na vida para a viagem final — e com um doce sorriso, aproximou-se de mim e abraçou-me ternamente, como se se oferecesse comigo a um ser invisível. E começamos a deslizar lentamente por uma senda de vivíssima luz, que bem poderia ser o rastro deixado pela passagem de Deus...

E dei graças por ser pai da Susaninha, da menina que, com o seu amor sem palavras, me levava com ela para a eterna contemplação do Senhor.

Com um beijo, despede-se de você o seu

Papai

Direção geral
Renata Ferlin Sugai

Direção de aquisição
Hugo Langone

Direção editorial
Felipe Denardi

Produção editorial
Juliana Amato
Gabriela Haeitmann
Karine Santos
Ronaldo Vasconcelos

Capa
Karine Santos

Diagramação
Sérgio Ramalho

ESTE LIVRO ACABOU DE SE IMPRIMIR
A 19 DE MARÇO DE 2025,
EM PAPEL OFFSET 90 g/m^2.